AF396146

DE LA

CONFECTION DES MOIGNONS

ET DE

QUELQUES MOIGNONS EN PARTICULIER

(poignet, coude, jambe).

ANNEXES :

CATHÉTÉRISME ŒSOPHAGIEN, STATISTIQUE DE FRACTURES
PAR ARMES A FEU.

PAR

Le Dr L.-H. FARABEUF

ANCIEN INTERNE DES HÔPITAUX,
AIDE D'ANATOMIE A LA FACULTÉ DE MÉDECINE.

—

AVEC FIGURES DANS LE TEXTE

—

PARIS

A. PARENT, IMPRIMEUR DE LA FACULTÉ DE MÉDECINE
31, RUE MONSIEUR-LE-PRINCE, 31

—

1871

TABLE ANALYTIQUE.

AVANT-PROPOS

Je m'étais proposé, depuis plusieurs années, de présenter comme thèse un travail original composé de recherches anatomiques et physiologiques sur la circulation périphérique et ses organes. Je voulais rechercher, entre autres choses, le *débit* des différentes artères du corps humain dans toutes les attitudes, afin de mettre dans la main du chirurgien la faculté de régler à volonté l'irrigation artérielle des membres. D'autre part, un fait constaté fortuitement par moi dans une injection artérielle et veineuse m'avait montré l'influence énorme de la pulsation artérielle sur la circulation des veines collatérales emprisonnées dans une gaîne peu extensible, et m'avait paru pouvoir conduire à des aperçus nombreux, sinon nouveaux, sur la circulation veineuse, au double point de vue physiologique et pathologique. J'avais compté, sur les six derniers mois de l'année 1870, pour exécuter des expériences cadavériques, mais l'épouvantable guerre que des hommes... ont, comme en se jouant, déchaînée sur leur pays, ne m'a pas permis d'exécuter mon travail.

Je prie donc mes juges, surtout mon président qui avait droit de me demander mieux, de m'excuser, si forcé par le temps, je leur présente cette thèse, digne à peine de fixer l'attention des élèves pour qui elle a été composée.

Ce que je vais écrire n'est en effet que la reproduction partielle d'un cours rapide que j'eus à faire en juillet 1870, à un groupe de jeunes chirurgiens et d'élèves des ambulances. Je m'efforçai surtout de leur donner des notions précises sur la confection des moignons en général, croyant ainsi rendre service aux blessés qui leur tomberaient sous la main. Quoi de plus pitoyable que de voir de pauvres mal amputés attendre six mois et plus la cicatrisation de leur plaie! et quand ils survivent, emporter, en fin de compte, un moignon conique, inutile, embarrassant, douloureux et toujours prêt à s'ulcérer.

DE LA

CONFECTION DES MOIGNONS

ET DE

QUELQUES MOIGNONS EN PARTICULIER

(poignet, coude, jambe).

ANNEXES :

CATHÉTÉRISME ŒSOPHAGIEN, STATISTIQUE DE FRACTURES
PAR ARMES A FEU.

PREMIÈRE PARTIE

CONFECTION DES MOIGNONS EN GÉNÉRAL.

CHAPITRE Iᵉʳ.

CLASSIFICATION ET DESCRIPTION DES MÉTHODES ET PROCÉDÉS.

En considérant la fin, comme il faut en toutes choses, il n'y a que *deux* méthodes à suivre pour couper un membre : l'une donne une cicatrice médiane ou presque médiane, sur le bout du moignon (*méthode à réunion médiane*); l'autre une cicatrice latérale (*méthode à réunion latérale*).

A la méthode à réunion médiane appartiennent : l'amputation *circulaire* et l'amputation *à deux lambeaux* égaux ou inégaux, carrés ou arrondis. A la méthode à réunion latérale : l'amputation *à lambeau unique*, carré ou arrondi, et l'amputation *elliptique* ordinaire.

Tous les procédés inventés, décrits, improvisés chaque jour devant la nécessité rentrent évidemment dans l'une ou l'autre de ces deux méthodes. Je vais rappeler comment on doit les mettre en pratique aujourd'hui.

Méthode à cicatrice médiane ou terminale.

§ 1. *Amputation circulaire.* — Il y a deux procédés. L'un n'est applicable que sur les segments de membre, dont le squelette, central, est entouré de muscles épais (bras, cuisse). Il donne un cône creux musculo-cutané au fond duquel est caché l'os, et que l'on peut aplatir dans un sens quelconque, pour fermer la plaie. Le second procédé consiste à conserver simplement une manchette de peau que l'on applique comme on peut sur une section transversale du squelette et des muscles. Le cône creux musculo-cutané qui représente la méthode circulaire idéale, étant impossible à réaliser partout où les muscles font défaut sur un point (jambe) ou sur la totalité (poignet) de la périphérie du membre, on est obligé de recourir à la manchette cutanée. Ce procédé n'est en réalité qu'un pis aller.

A. Voici comment il convient d'exécuter l'*amputation circulaire* d'un bras ou d'une cuisse.

L'opérateur ayant déterminé rigoureusement le point où il veut couper la peau, l'aide, faisant un anneau de ses deux mains, embrasse le membre immédiatement au-dessus, en lui conservant sa forme cylindrique; il presse légèrement les chairs de manière à les fixer, et se tient prêt à rétracter la peau vers la racine du membre.

1° Le chirurgien coupe la peau et le pannicule graisseux par une incision circulaire.

2° Il promène le couteau au niveau de la lèvre supérieure de l'incision, pour inciser les adhérences aponévrotiques et l'aponévrose elle-même, si la peau se rétracte peu sous la traction de l'aide.

3° Le couteau étant porté au contact de la peau rétractée, coupe circulairement tous les muscles jusqu'à l'os. Les muscles superficiels, libres d'adhérence osseuse, obéissent comme la peau à la traction des mains de l'aide et laissent à découvert un cône formé par les muscles profonds.

4° Ce cône est incisé circulairement à sa base, c'est-à-dire au niveau des muscles superficiels rétractés, le plus haut possible.

Une compresse à deux chefs est jetée à cheval sur l'os, enveloppe les chairs, sert à les rétracter et à les protéger contre la scie que l'on applique sur l'os, *le plus haut possible*, après avoir coupé circulairement le périoste et les fibres musculaires ou tendineuses qui pourraient avoir jusque-là échappé au couteau. Je ne conseille pas de décoller les muscles profonds à la manière de Bell, en insinuant la pointe du couteau à plat tout autour de l'os ; cette pratique ne permet pas de porter le trait de scie assez haut pour enlever sûrement toute la partie dénudée.

Il résulte de cette manière de faire, un moignon qui a la forme d'un entonnoir dont la circonférence est formée par la peau qui dépasse notablement les muscles et au fond duquel l'os se trouve placé. En réalité, c'est l'aide qui joue le principal rôle dans cette opération.

B. Pour exécuter l'*amputation circulaire à manchette,*

la peau est d'abord coupée circulairement, de manière à bien découvrir l'aponévrose. La main gauche saisit la lèvre supérieure et la soulève successivement sur toute la circonférence du membre, pour permettre à la pointe du couteau de séparer le pannicule graisseux de l'aponévrose. On retrousse alors la manchette, et pour ce faire, on la fend au besoin sur un ou deux points (dans ce dernier cas, on a deux lambeaux carrés). On continue à disséquer et à relever la peau jusqu'au niveau du point où l'os doit être scié, après que les muscles et les tendons ont été coupés en travers et la compresse à deux ou trois chefs placée pour protéger la peau.

La manchette cutanée doit être doublée de toute l'épaisseur du pannicule graisseux ; la dissection doit donc être faite avec grand soin. La plaie qui résulte de ce procédé a le fond plat et le pourtour cylindrique ; elle est très-grande. On la ferme soit en fronçant, soit en aplatissant la manchette.

§ 2. *Procédé à lambeaux.* — Les lambeaux sont musculo-cutanés ou simplement cutanés. Pour donner un beau résultat, les lambeaux doivent avoir la même largeur après qu'ils sont taillés. Cette largeur doit donc être, sauf rares exceptions, juste la demi-circonférence du membre. Leur longueur peut au contraire différer. Les lambeaux arrondis l'emportent de beaucoup sur les carrés pour la régularité du moignon. Voici comment on doit amputer (un bras par exemple) pour avoir un beau résultat.

A. Lambeaux charnus : Prendre avec un ruban la circonférence du membre, plier le ruban en deux et l'appliquer sur le côté où l'on veut tailler le premier lambeau, afin de lui donner une bonne largeur, point capital. Avec de l'exercice, on peut se passer de cette mesure; l'œil suffit. Cela fait, tracer le lambeau avec la pointe du couteau qui pénètre jusqu'à l'aponévrose : la peau se rétracte par son élasticité, plus ou moins suivant les régions. Tracer de même le second lambeau en ne coupant que la peau et tout le tissu sous-cutané.

Le chirurgien porte alors la pointe du couteau dans l'angle de la plaie qui est à sa droite, le plus haut possible; il l'enfonce dans les muscles, atteint l'os, le contourne et fait sortir l'instrument dans la partie supérieure de l'angle gauche de la plaie. Il taille de dedans en dehors un lambeau musculaire cunéiforme en faisant sortir le couteau sur le pourtour de la peau préalablement incisée et rétractée. Le second lambeau est fait de la même manière. L'os a dû être contourné avec soin, afin de ne pas avoir beaucoup de fibres musculaires à inciser circulairement avec le périoste avant de scier.

On obtient par ce procédé un moignon magnifique : les lambeaux se rapprochent comme les valves d'un bec de cane. La peau est suffisante pour envelopper les chairs musculaires qui s'appliquent surface à surface et ne laissent guère qu'un petit clapier au bout de l'os. Avant l'invention du chloroforme, cette manière de tailler les lambeaux en deux temps n'aurait eu aucune chance d'être acceptée; mais aujourd'hui que le chirurgien n'a plus à s'occuper de la douleur ni de la rapidité, je ne vois aucune raison de ne pas la généraliser. L'opérateur qui n'est pas sûr de sa main, n'a-t-il pas le crayon dermographique, l'encre ou la teinture d'iode pour esquisser ses lambeaux? Cependant, on peut aussi tailler chaque lambeau, peau et

muscles d'un seul coup, par transfixion, mais quelque
précaution qu'on prenne pour faire tirer la peau, celle-ci
est très-souvent insuffisante pour recouvrir les chairs
musculaires. Cela dépend du reste de l'embonpoint du
sujet et de la région amputée.

B. Le procédé à deux lambeaux cutanés est à l'amputation circulaire à manchette, ce que le procédé à lambeaux charnus est à l'amputation circulaire ordinaire. On
fait généralement des lambeaux arrondis que l'on circon-
scrit avec la pointe du couteau et que l'on dissèque. Ensuite, on coupe en travers le reste du membre, os et muscles. Ce n'est aussi qu'un pis aller qu'il ne faut employer
que là où les muscles manquent pour doubler la peau.

Les lambeaux charnus ou cutanés peuvent être inégaux en longueur, ils donnent toujours une cicatrice
presque médiane et, dans tous les cas, visible sur le bout
du moignon. Dans le procédé elliptique, si l'incision est
peu oblique, presque circulaire, il en est encore ainsi.
Enfin, le procédé ovalaire donne également une cicatrice
médiane prolongée, il est vrai, sur le côté du membre
qui correspond à la petite extrémité de l'ovale. Je n'ai
rien de plus à dire à ce sujet.

Méthode à réunion latérale.

La réunion latérale s'obtient par deux procédés : le
procédé à lambeau unique et l'incision elliptique très-
oblique.

A. Procédé à lambeau unique. — Ce lambeau peut être
carré ; mieux vaut le faire arrondi et le tailler comme il
a été indiqué pour le procédé à deux lambeaux. Il doit

avoir une largeur égale à la moitié de la circonférence
du membre et une longueur considérable, mathémati-
quement indiquée plus loin. Ce lambeau est rabattu sur
le reste du membre coupé circulairement. La cicatrice
occupe la demi-circonférence opposée à la base du lambeau.

B. L'*amputation elliptique* n'est autre qu'une section
oblique du cylindre cutané qui enveloppe les os et les
muscles. Elle donne d'un côté du membre un lambeau
arrondi qui peut être charnu et de l'autre une échan-
crure cutanée, concave, à laquelle vient s'unir la convexité du lambeau.

Suivant que l'incision elliptique est plus ou moins
oblique, elle s'éloigne plus ou moins de l'incision circulaire. Dans le premier cas, le lambeau est très-long, on
scie les os au-dessous du point culminant de l'incision
cutanée et la cicatrice est vraiment latérale. Dans le
second cas, le lambeau est court, la peau doit partout
dépasser l'os, et la cicatrice est sur le bout du moignon,
par conséquent terminale.

CHAPITRE II.

DE LA QUANTITÉ DE PARTIES MOLLES NÉCESSAIRE POUR FAIRE UN BON MOIGNON.

Les chirurgiens se sont depuis longtemps, mais depuis
un siècle surtout, occupés de déterminer la quantité de
peau ou de chairs nécessaire pour éviter la conicité primitive ou secondaire. Je dis primitive ou secondaire

parce qu'il faut bien se garder de croire qu'un bel et bon moignon récent, entièrement cicatrisé même depuis six mois, restera toujours bel et bon. Il faut pour bien des amputations, au moins deux ans pour être autorisé à considérer comme définitivement bon le résultat obtenu. Aujourd'hui que la prothèse a fait de grands progrès, il est rare qu'un moignon ne puisse être utilisé s'il reste bien matelassé, et si, par conséquent, le chirurgien a conservé plus de parties molles qu'il n'en faut en réalité pour obtenir une cicatrisation rapide et éviter la conicité primitive.

Il y a à la règle générale que je vais poser, des exceptions faciles à deviner. Si je suppose une amputation à lambeau unique : évidemment les dimensions de ce lambeau doivent être en rapport avec les diamètres du membre coupé. Or, ces diamètres qui ne peuvent jamais augmenter par la suite, diminuent au contraire toutes les fois que l'amputation porte sur un point très-charnu comme le bras ou la cuisse, les muscles s'atrophiant généralement dans l'épaisseur des moignons (1). Il est donc évident qu'un lambeau un peu court aurait moins d'inconvénients sur un segment de membre charnu, par conséquent atrophiable, que sur un point exclusivement osseux.

Il se présente encore d'autres raisons de transiger avec la règle générale et presque toujours pour augmenter la longueur des lambeaux, mais ce sont des raisons locales tenant à ce que la rétraction de la peau et des muscles, aussi bien primitive que consécutive, varie avec les régions.

______

(1) Quelquefois ces moignons, soit par l'engraissement, soit par l'œdème, recouvrent leur volume primitif, mais cela ne rend jamais, que je sache, la peau insuffisante.

La rétractilité de la fibre musculaire vivante, coupée et libre, est vraisemblablement partout la même : les muscles coupés se raccourcissent donc proportionnellement à la longueur de leurs fibres. Ceci explique parfaitement comment en amputant près de la racine d'un segment de membre et par conséquent en ne laissant que des muscles très-courts on s'expose moins à voir les os se découvrir qu'en amputant à l'extrémité opposée, alors que les muscles conservent toute leur longueur. C'est un fait qu'il ne faut jamais oublier afin d'agir en conséqnence et de garder plus ou moins de muscles, suivant qu'ils doivent se rétracter plus ou moins. Il faut bien savoir aussi que la rétraction continue lentement après l'opération et toujours proportionnellement à la longueur des fibres conservées. La rétraction de la peau varie également suivant les régions, car l'on peut considérer les téguments comme insérés au niveau de toutes les saillies osseuses péri-articulaires.

L'élasticité de la peau comme la tonicité musculaire peuvent être modifiées par la maladie, au point d'être presque détruites comme au voisinage d'un phlegmon ou d'une tumeur blanche. On doit s'attendre à voir dans la suite la peau recouvrer sa rétractilité, et devenir insuffisante si on n'a pas prévu le cas.

Voilà déjà bien des exceptions qui infirment cette règle générale dont je vais parler : elle n'en est pas moins d'une importance capitale, car s'il est souvent utile de s'en écarter un peu, il ne faut jamais s'en éloigner beaucoup.

Règle. — Pour recouvrir convenablement un moignon de 10 centimètres de diamètre, il faut 15 centimètres de

peau, c'est-à-dire trois fois le rayon du membre, presque
sa demi-circonférence. Dans le procédé à lambeau unique,
le *tracé* du lambeau aura donc 15 centimètres de long ;
dans le procédé à deux lambeaux la somme des longueurs
des *tracés* sera également 15 centimètres, 7 centimètres 1/2 de chaque côté, si l'on fait des lambeaux égaux.
Avec la méthode circulaire, la réunion se faisant comme
s'il y avait deux lambeaux, c'est à 7 centimètres 1/2 au-
dessous du point où l'os doit être scié qu'il faut couper
la peau.

Si les téguments ne se rétractaient pas, les lambeaux
auraient la longueur de leurs tracés et seraient trop longs :
il ne faut donc pas faire un lambeau de 15 centimètres,
mais en tracer un de cette longueur. Après la section de
la peau, il n'aura déjà plus que 13 centimètres (1), et la
section des muscles, s'il y en a, réduira ses dimensions
à 10, ce qui serait insuffisant si le diamètre du moignon
ne devait diminuer par l'atrophie des muscles.

Les chiffres qui viennent d'être donnés pour la longueur des lambeaux sont à peine suffisants. On ne peut
jamais rester en deçà ; il est au contraire souvent utile de
les dépasser, et il n'y aurait aucun inconvénient à le faire
toujours, si le volume des parties molles, l'étendue de
leur surface saignante et la hauteur de la section osseuse
étaient sans mauvaise influence sur la guérison des amputés.

(1) Ces chiffres sont approximatifs ; ils varient avec la région,
l'embonpoint, etc. Du reste, la peau du vivant est généralement
moins rétractile que celle du cadavre frais, mais elle est aussi
moins extensible et par conséquent plus difficile à allonger pour
envelopper les muscles.

Pour frapper les esprits et les bien convaincre de la nécessité qu'il y a à pourvoir les moignons de parties molles abondantes, je citerai les faits suivants : Sur 5 amputés qui n'ont pas succombé rapidement à l'infection purulente, 3 qui ont guéri en deux mois, avaient des moignons très-bien recouverts ; 2 qui sont morts d'épuisement après quarante-cinq et soixante-cinq jours, avaient des moignons coniques d'emblée.

Rapport de la longueur de la peau à la longueur et au volume des muscles. — En surface, il faut conserver plus de peau que de muscles pour avoir un beau moignon et cela pour deux raisons : la première, c'est qu'en maint endroit, même sur le vivant, les téguments coupés se raccourcissent plus que les muscles ; la seconde, tout à fait décisive, c'est que la peau, surface enveloppante, doit être plus étendue que les muscles enveloppés, surtout dans le sens de la courbure des lambeaux. C'est pourquoi avec un lambeau carré taillé à la manière de Ravaton les muscles font hernie entre les lèvres de la plaie. C'est pourquoi encore dans le procédé ordinaire de l'amputation de jambe à lambeau externe, on ne peut presque jamais arriver à recouvrir la masse musculaire avec la peau trop courte et trop étroite. Il est donc bon de tracer d'abord les lambeaux en ne coupant que la peau afin de prendre ensuite en largeur et en longueur moins de chairs musculaires. Pourtant, avec de l'habileté, en pinçant les téguments et les rétractant fortement, on peut d'un coup, par transfixion, faire des lambeaux passables. Mais, à quoi bon s'exposer à les faire mauvais quand on peut les réussir à coup sûr par le procédé que je recommande ici, après M. A. Guérin et d'autres ? Aujourd'hui avec le chloroforme, la douleur n'existe plus, le chirurgien a le temps de bien faire.

Lorsque la peau dépasse les muscles dans tous les sens, l'adaptation des lèvres de la plaie se fait sans tiraillements; les fils, si on en met, ne coupent pas les tissus; la réunion par première intention se fait où l'on veut et dans l'étendue qu'on veut; enfin, les muscles, parfaitement recouverts, peuvent se tuméfier légèrement sans déchirer la cicatrice, même si elle est récente et partielle. Voilà de trop nombreux avantages pour ne pas accepter cette manière de faire dans tous les cas. La pratique ordinaire de la méthode circulaire est parfaitement d'accord avec ces idées, puisqu'on prend toujours la précaution de bien détruire les adhérences de la peau, afin de permettre à l'aide de la rétracter le plus haut possible avant la section des muscles. On abrége ainsi considérablement la durée de la période de cicatrisation d'un bout à l'autre de laquelle les dangers de complication existent, et qu'il ne faut pas bénévolement prolonger.

CHAPITRE III.

COMPARAISON DES MÉTHODES ET PROCÉDÉS AU POINT DE VUE DE L'ÉTENDUE DE LA PLAIE ET DU VOLUME DES CHAIRS DU MOIGNON.

Comme il est raisonnablement admis que, plus la surface traumatique est grande et plus la partie malade est volumineuse, plus le danger est grand, il est intéressant de rechercher quels sont, à ces deux points de vue, les meilleurs procédés.

1° *Surface traumatique*. — Je supposerai que le membre amputé est un cylindre à un seul os entouré de chairs, le bras, par exemple, et qu'il a 5 centimètres de rayon.

a. L'amputation circulaire est pratiquée, la peau coupée à la moitié de trois fois le rayon ou 7 centimètres 1/2 au-dessous de l'os. Après la rétraction des chairs, on obtient un entonnoir qui n'a plus que 5 centimètres de profondeur au lieu de 7 1/2. La surface de ce cône creux, en considérant la section osseuse comme un point, est donnée par la formule $\pi \mathrm{R}l$, dans laquelle l génératrice du cône, $= \sqrt{\mathrm{R}^2 + \mathrm{H}^2}$, H est la longueur de la peau rétractée mesurée du niveau de la section osseuse. R vaut 5, $\mathrm{R}^2 = 25$; H vaut 5 approximativement, d'où $\mathrm{H}^2 = 25$, donc $l = \sqrt{25 + 25} = \sqrt{50} = 7$. La surface du cône $\pi \mathrm{R}l = 3.1416 \times 5 \times 7 = \mathbf{110}$ *centimètres carrés*.

b. L'amputation est faite à deux lambeaux arrondis de longueur égale à 7 centimètres 1/2 réduite à 5 après la rétraction. Les deux lambeaux ont des surfaces de section semi-elliptiques égales entre elles : la surface totale est donc une ellipse dont le petit axe est le diamètre du membre 10 et le grand 14, c'est-à-dire 2 fois 7, chiffre qui s'obtient pour chaque lambeau comme la génératrice du cône l. La surface de l'ellipse est donnée par la formule $\pi \mathrm{AB}$. A et B représentent les demi-axes ou rayons inégaux de l'ellipse, c'est-à-dire 5 et 7, la surface totale est $3.1416 \times 5 \times 7$, ou $\mathbf{110}$ *centimètres carrés*, la même que celle de l'amputation circulaire infundibuliforme.

c. Avec un seul lambeau arrondi de 15 centimètres réduit à 10 par la rétraction, la surface traumatique totale comprend deux parties : 1° un demi-cercle, section transversale de la moitié du cylindre, ou $\frac{\pi R^2}{2}$, ou $\frac{3.1416 \times 25}{2}$, ou 39 centimètres carrés; 2° une demi-ellipse, dont le petit rayon est 5 et le grand $= \sqrt{R^2 + H^2}$; ici $H = 10$, d'où $\sqrt{25 + 100}$, ou 11 ce qui donne par la formule $\frac{\pi AB}{2}$, $\frac{3.1416 \times 5 \times 11}{2}$, ou 86. En somme, la surface saignante est de $39 + 86$, ou **125** *centimètres carrés*.

d. Quant à la méthode circulaire à manchette, elle donne encore une plus grande surface traumatique : 1° une surface cylindrique, dont le rayon égale 4, en donnant 1 centimètre d'épaisseur aux téguments, et dont la hauteur, après rétraction, est de 5 centimètres, ce qui, par la formule $2\pi RH$, donne $2 \times 3.1416 \times 4 \times 5$ ou 125 centimètres carrés ; 2° un fond plat circulaire, auquel on doit donner un rayon de 5 centimètres au lieu de 4, pour tenir compte de la section du bord de la peau, négligée jusqu'ici, ce qui fait $\pi R^2 = 3.1416 \times 25$ ou 78. En tout : $125 + 78 = 203$ *centimètres carrés*.

Ainsi, il est donc démontré que la méthode circulaire à moignon infundibuliforme et la méthode à deux lambeaux arrondis, donnent une surface traumatique égale, et que cette surface est la plus petite qu'on puisse obtenir (**110**). Ensuite vient le procédé à lambeau unique (**125**), et puis, bien loin, la méthode circulaire à manchette (**203** centimètres carrés).

Je ferai seulement remarquer que la méthode à incision elliptique très-oblique donne nécessairement une surface traumatique plus grande que le procédé à lambeau unique, car l'os est scié au-dessous du point culmi-

nant de l'incision, ce qui exige une longueur de peau
considérable. Quant à la méthode ovalaire, comme elle
ressemble, d'un côté, à l'amputation à deux lambeaux,
de l'autre, à l'amputation circulaire infundibuliforme, la
surface saignante doit être sensiblement égale à celle de
ces deux modes, par conséquent peu étendue. Dans les
amputations à lambeaux exclusivement cutanés, la surface traumatique ne le cède en étendue qu'à celle de l'amputation en manchette.

Pour ce qui est du volume des parties charnues du
moignon qui sentiront le traumatisme, il est difficile de
l'apprécier. Dans le procédé à lambeau unique, comme
dans le procédé à manchette, il est évident que les parties
transversalement coupées s'enflammeront comme un
lambeau. Mais, pour les deux procédés rivaux, amputation circulaire infundibuliforme et amputation à deux
lambeaux arrondis, ce dernier l'emporte évidemment
sur l'autre. Sur le bras supposé plus haut ayant 10 centimètres de diamètre, la méthode circulaire laisse, au-
dessous de la section osseuse, *262 centimètres cubes* de
chairs ; le procédé à deux lambeaux arrondis en laisse
seulement *174*. Je dois ce dernier chiffre à un de mes
amis, professeur de mathématiques.

Il est peut-être bon de signaler la longueur de l'incision cutanée dans les différents procédés, car c'est souvent du bord de la peau que part l'érysipèle, et sa trop
grande longueur peut être considérée comme défavorable. L'incision cutanée sur un membre de 10 centimètres de rayon a 40 centimètres avec un seul lambeau,

37 avec deux ; 31 seulement par les procédés circulaires.

CHAPITRE IV.

DU PANSEMENT DES MOIGNONS.

Nous allons rechercher les moyens physiques d'assurer la guérison, et d'obtenir un moignon régulier.

La guérison des amputés peut-elle être favorisée par un mode de pansement particulier, par la réunion immédiate, totale ou partielle, plutôt que par le pansement à plat ? Je n'en sais rien, et je ne veux que faire ici certaines remarques qui semblent plaider sinon pour la réunion immédiate, du moins contre l'absence complète de réunion.

1° Considérant qu'un amputé est en danger tant que la plaie n'est pas *complétement cicatrisée*, il est évident qu'il y a avantage à obtenir cette cicatrisation dans le plus bref délai possible. Or, le pansement à plat sans aucune réunion des téguments, paraît le moins avantageux sous ce rapport.

2° D'autre part, si l'on réfléchit à l'impossibilité ordinaire d'obtenir une réunion immédiate totale, en surface et en profondeur, et par conséquent à la probabilité de suppuration abondante dans l'intervalle des lambeaux, on est forcé de laisser aux liquides une facile issue et par conséquent de ne réunir que partiellement, ou de ne pas réunir du tout.

3° On ne peut nier non plus qu'il y ait avantage à priver les muscles des lambeaux du contact de l'air et à

les tenir en bonne situation. Or, sans réunion, les muscles
sont exposés à l'air et mobilisés à chaque pansement.

4° S'il était démontré que le pansement des moignons
à *plaie découverte* fût un préservatif contre l'infection
purulente, il faudrait y avoir recours, mais cette preuve
n'est pas faite. Les statistiques manquant, et devant manquer longtemps encore, je me crois autorisé à faire pro-
visoirement appel à l'induction, ne voulant pas parler
des quelques grandes amputations dont j'ai été le témoin
ou l'acteur. Il me semble que la rétention du pus n'est
pas du tout favorisée par la réunion partielle intelligem-
ment faite et sur de bons lambeaux. La surface de la
plaie se trouve d'emblée notablement diminuée. Cette
plaie est sous-cutanée et facile à laver. L'os est recou-
vert, les muscles ne font pas hernie ; ils sont fixés et
mollement comprimés. Les changements d'appareil sont
moins douloureux et beaucoup plus faciles. J'ai vu deux
amputations de jambe à lambeau externe sans réunion,
quelques amputations de cuisse pansées de la même
façon ; j'ai par conséquent constaté l'impossibilité où l'on
est chaque jour de remettre et de tenir en place les lambeaux quand il y en a.

Je pense donc qu'il convient de rapprocher les bords
de la peau et de rechercher une réunion partielle, soit
avec des bandelettes, soit avec des points de suture. Mais
pour réunir, il faut que les parties molles soient assez
abondantes pour s'affronter sans le moindre tiraillement.
Est-on obligé de tirer sur la peau, il faut renoncer à en
rapprocher les lèvres, sans quoi les bandelettes céderont,
les fils couperont les tissus en les irritant, la peau com-
primée sur les os se mortifiera. La réunion, dût-elle se
faire, céderait bientôt par le gonflement du moignon.

Si, l'opération étant terminée, on s'aperçoit que les téguments sont un peu courts, la réunion est impossible. Dans ces circonstances, il y a deux partis à prendre : rescier les os, ou bien panser à plat. Dans cette hypothèse, le moignon sera conique d'emblée, ou du moins insuffisant sous le rapport des chairs : plus tard, il sera conique et mauvais si la nécrose ne détruit les extrémités du squelette.

Pour que la réunion partielle réussisse, persiste et donne de bons résultats, il faut évidemment que les chairs soient bien rapprochées et que rien ne vienne en solliciter l'écartement. Le procédé employé et le pansement extérieur peuvent ici intervenir.

Ainsi, il est évident que, pour aplatir et tenir aplati l'entonnoir charnu d'un amputé de cuisse, gras et bien musclé, il faut une certaine force, les angles de la plaie faisant ressort comme le caoutchouc vulcanisé. C'est là un inconvénient qui n'a pas échappé aux anciens chirurgiens, et auquel Kirkland et Larrey remédiaient, l'un, en excisant, l'autre en fendant les extrémités de la plaie. Le premier formait ainsi deux lambeaux trapézoïdes ; le second, deux lambeaux carrés.

La pesanteur a la plus grande influence sur la contention des parties molles d'un moignon ; il faut presque toujours la mettre dans son jeu, et, quand on est forcé d'agir contre elle, se préparer à lutter tous les jours, et énergiquement.

Je ne veux pas parler de la nature du pansement à employer, mais seulement de son action physique. Un moignon, traité par la réunion partielle, doit être uniformément et mollement comprimé ; la charpie, le coton, recouverts de bandelettes de linge, doivent contribuer à tenir en contact les surfaces saignantes des lambeaux. Il convient de disposer les plumasseaux avec intelligence, en mettre beaucoup sur un lambeau soulevé et formant clapier, et pas du tout sur une saillie osseuse ; ces soins-là ont une grande importance. Le pansement doit encore lutter contre la rétraction secondaire des muscles et de la peau. Les anciens et les modernes ont inventé une foule de manières d'obtenir ce résultat, et, moi-même, je crois bien avoir trouvé aussi la mienne. L'occlusion pneumatique, faite à l'aide d'un large et mince bonnet de caoutchouc appliqué sur le moignon par la pression atmosphérique après qu'on a fait le vide dans ce bonnet, me semble réaliser idéalement la compression douce, régulière et générale. Quelques uns, qui emploient ce mode de pansement, croient ainsi mettre leurs amputés à l'abri de l'infection purulente en aspirant le pus ; mais l'appareil n'aspire rien du tout et heureusement ; il laisse le pus au contact de la plaie et exprime les liquides contenus dans la charpie.

On peut assurer autrement la compression des moignons, ainsi que l'occlusion, soit à l'aide d'une cuirasse de diachylon, de plomb laminé, etc., etc.

CHAPITRE V.

DES QUALITÉS D'UN BON MOIGNON ET DU CHOIX DU PROCÉDÉ PROPRE A LES RÉALISER.

§ I. — La plupart dépendent de l'opérateur, il y a donc intérêt à les rappeler ici. Le meilleur moignon, au point de vue de la guérison, est celui qui fait courir le moins de risques à l'amputé ; c'est probablement celui qui est le plus tôt cicatrisé. Mais un moignon régulièrement cicatrisé n'est pas nécessairement bon ; il faut encore qu'après les changements qui vont se passer dans sa forme et dans son volume, il reste sain et utilisable, car les moignons, avant d'arriver à leur période d'état, passent par une période de formation généralement assez longue. Le chirurgien choisira donc un procédé qui, tout en assurant une guérison rapide, puisse donner plus tard un moignon utilisable, ou tout au moins supportable.

Jusqu'à présent, les chirurgiens ne s'entendent guère sur le choix des procédés au point de vue de la guérison des amputés, mais il y a cependant certains points qui semblent généralement acceptés ; je vais énumérer ceux qui ont trait à mon sujet :

1° La surface traumatique doit avoir le moins d'étendue possible.

2° Le volume des chairs qui sentiront le traumatisme doit être le plus petit possible.

3° La peau doit être en quantité suffisante pour envelopper complétement les chairs et permettre même une légère tuméfaction sans écartement de ses bords.

4° La peau doit être *bien nourrie* et protégée contre la pression des os par des muscles, si c'est possible.

5° Les muscles doivent être *bien nourris* et partout débordés par la peau ; ils ne doivent jamais être *exposés*.

6° Les chairs doivent être *facilement maintenues en contact*, et il ne doit pas rester d'espaces ou clapiers entre leurs surfaces saignantes.

7° Les liquides qui peuvent se former dans le moignon doivent trouver une issue facile.

8° L'os ne doit pas pouvoir sortir par la plaie, quand même la réunion ne se ferait primitivement en aucun point.

Lorsque la cicatrisation est achevée, le moignon doit devenir bon, c'est-à-dire indolent dans l'action et l'inaction. Il est désirable qu'il soit beau, et pour cela il suffit qu'il soit régulier, arrondi, que la cicatrice soit linéaire, à peine visible, que la peau, quoique lâche et abondante, ne présente ni plis ni bourrelets trop considérables.

Le principal inconvénient des mauvais moignons arrivés à leur dernière période, est d'être douloureux, par conséquent immobiles et inutiles. Les névralgies des amputés semblent indépendantes du procédé employé, je veux seulement m'occuper ici de la douleur qui se montre même dans un moignon au repos par le fait de la conicité, et dans un moignon en activité par le fait de la mauvaise situation de la cicatrice.

La conicité secondaire qui se manifeste sur un moignon suffisamment pourvu de peau pour avoir une cicatrice linéaire est la moins grave ; les téguments sont tendus, la cicatrice est à fleur de peau, mais ce n'est qu'une ligne ; le moignon n'est généralement qu'inutile et immobile. Au contraire, lorsqu'il est devenu conique d'emblée, c'est une cicatrice large et fragile qui recouvre le squelette : le moignon est plus qu'inutile ; il est gênant et dangereux ; la cicatrice s'ulcère, l'os se nécrose, aucun appareil prothétique n'est supportable.

Sur un bon moignon, la cicatrice doit être *linéaire* et *enfoncée* entre deux bourrelets de peau qui la protègent. Elle peut être médiane, mais elle doit être autant que possible à l'abri des chocs et des pressions. Le chirurgien ne doit jamais perdre de vue un seul instant l'usage que l'amputé, en raison de sa profession, devra faire de son membre.

En résumé, pour assurer la réalisation des qualités

définitives d'un bon moignon, il faut demander au procédé employé que la peau soit primitivement surabondante, qu'elle soit et reste le plus épaissement doublée possible, et que la cicatrice soit bien placée.

§ 2. — Toutes les fois que le moignon doit être utilisé, le chirurgien doit se demander comment il le sera et placer la cicatrice en conséquence, il n'est pas toujours libre *sous ce rapport* de choisir sa méthode. Par exemple, les amputations partielles du pied, de l'extrémité inférieure de la jambe qui doivent donner un moignon capable de s'appuyer directement sur le sol, doivent être faites par un procédé à réunion latérale.

D'autres raisons anatomiques et pathologiques viennent souvent aussi imposer au chirurgien la méthode à employer. Il n'a en réalité, la plupart du temps, que le choix des procédés. Ce sont ces procédés que je vais comparer et presqu'exclusivement au point de vue du résultat physique.

1° — *Procédés donnant une réunion médiane.*

Il n'y en a que deux principaux, le procédé circulaire et le procédé à deux lambeaux.

On a vu plus haut, qu'au point de vue de la surface saignante, ils étaient absolument égaux, que le volume des parties molles était plus considérable dans le premier, mais la section cutanée moins étendue que dans le second. Le procédé circulaire exige l'intégrité des chairs sur toute la périphérie du membre, ce qui est en faveur du procédé à deux lambeaux qui exige par conséquent moins de parties molles. En regard de l'avantage, il y a l'inconvénient: quand il n'y a qu'un seul os, il est facile d'en éviter l'issue par l'un des angles de la plaie, mais s'il y a deux os et que la situation des lambeaux soit commandée par la forme du membre, comme à l'avant-bras, on ne peut réussir à bien faire qu'en faisant des lambeaux courts et en sciant *au-dessus* de leur base.—Contre le procédé circulaire, on peut objecter la difficulté qu'il y a à rapprocher les chairs, mais surtout l'impossibilité fréquente où l'on est de pouvoir scier l'os assez haut. C'est un fait constant pour certaines régions ; par exemple, la racine de la cuisse et du bras, etc., etc. Longtemps après la cicatrisation, les résultats obtenus se valent à peu près, et il est souvent difficile de deviner le procédé employé. Je suis donc disposé à donner la préférence en général aux procédés à deux lambeaux, et pour l'unique raison suivante : *Ils permettent toujours de scier l'os assez haut.* Mais, parmi ces procédés, y en a-t-il un qui soit préférable aux autres? Oui, et c'est le procédé à deux lambeaux arrondis, taillés comme je l'ai indiqué plus haut. Me sera-t-il permis de dire qu'un tailleur chargé d'habiller un moignon, et voulant ménager les coutures; n'emploierait pas d'autre procédé, et la médecine opératoire, au point de vue où je me place, est-elle autre chose qu'une œuvre de tailleur?

Je n'aime pas la manière de combiner deux minces lambeaux avec une section circulaire partielle correspondant aux angles de la plaie; il y a là des clapiers tout formés; l'accollement des surfaces saignantes y est presque impossible. Les procédés à lambeaux inégaux en longueur sont précieux pour placer la cicatrice où l'on veut.

2° Si maintenant l'on veut juger les procédés qui donnent une réunion latérale, il faut comparer le lambeau unique arrondi au procédé elliptique dans lequel l'os est scié au niveau ou au-dessous du point culminant de l'incision. Au point de vue de la facilité d'exécution, l'avantage est au lambeau. La section de l'os est très-facile, le moignon est régulier. Avec l'incision elliptique, qu'obtient-on? Un lambeau arrondi dont la base est très-large, ce qui gêne l'application de la scie, mais qui par conséquent est bien nourri. Ce lambeau appliqué donne un moignon irrégulier, il semble en effet qu'il y a surabondance de peau au niveau des angles de la plaie : c'est un avantage pour tous les cas où on l'applique. Quand on recherche une cicatrice latérale, l'os doit être dépouillé sur un de ses côtés dans une grande étendue, afin que primitivement la cicatrice se trouve à plusieurs centimètres au-dessus du bout des os. Le lambeau, taillé n'importe comment, est toujours pris du côté où sont les muscles, afin de lui donner de l'épaisseur. Or ce lambeau se rétracte plus tard, abaisse la cicatrice, et si elle n'a pas été placée assez haut, il la rend terminale, de latérale qu'elle était. Evidemment, avec le procédé à lambeau unique tel qu'on le fait généralement, pour obtenir une cicatrice élevée, il faudrait dépouiller la moitié de la circonférence du membre et faire un lambeau carré. Le lambeau unique me semble donc devoir être réservé au cas où l'on veut seulement rejeter sur le côté la cicatrice, comme dans le procédé à deux lambeaux très-inégaux, ou dans le procédé elliptique peu oblique, tandis que l'incision elliptique très-oblique convient parfaitement et convient seule, quand on veut une cicatrice latérale devant rester latérale.

DEUXIÈME PARTIE

DE QUELQUES AMPUTATIONS DIFFICILES A RÉUSSIR.

CHAPITRE Ier.

DU MINIMUM DE PEAU NÉCESSAIRE A LA DÉSARTICULATION DU POIGNET.

Un fait signalé par Boyer (1), que tout le monde a pu vérifier, dont j'ai pu constater moi-même deux exemples, c'est qu'à la suite de la désarticulation du poignet il est fréquent de voir, *faute de peau*, la cicatrice tarder plusieurs mois à se faire, puis rester tendue, fragile et douloureuse.

D'autre part, mes exercices opératoires m'ont appris que, quel que soit le procédé employé, on n'arrive pas à recouvrir suffisamment les apophyses styloïdes, si l'on sacrifie la peau des bords du carpe ou si cette peau a été détruite par le traumatisme ou la maladie.

La méthode circulaire, lorsque l'état des téguments permet son emploi, donne un excellent résultat définitif,

---

(1) « Quelquefois aussi, on a coupé la main avec succès dans cette articulation, sans conserver assez de peau pour recouvrir les extrémités des os de l'avant-bras ; mais alors la guérison de la plaie a presque toujours été très-longue : dans quelques cas, la cicatrisation n'a été complète qu'au bout de quatre mois. » Tome XI, p. 201.

pourvu que l'incision soit faite à 3 centimètres au-dessous
des apophyses styloïdes, au niveau des articulations carpo-métacarpiennes. Ce point de repère, que beaucoup
d'auteurs classiques ont le tort de ne pas signaler, ne doit
pas être méconnu. Dans toute amputation circulaire faite
au-dessus, la peau manque en arrière et en dehors, là
où les téguments se rétractent le plus : consécutivement,
la cicatrice lentement formée répond par son extrémité
externe à la pointe de l'apophyse styloïde.

Mais lorsque, par le fait de la lésion, la méthode circulaire est impraticable, dans quelles conditions et par quel
procédé peut-on réaliser un bel et bon moignon ?

Le procédé est emprunté à la méthode elliptique qui,
en définitive, donne, suivant que la lésion est dorsale ou
palmaire, un lambeau palmaire ou dorsal. Il doit ici être
exécuté d'une certaine façon que je me propose de dé-
crire ; et, pour donner un bon résultat, exige l'intégrité
des téguments, non-seulement de l'une des faces du carpe,
mais encore des deux bords de cette région, dans une
étendue minima déterminée plus loin.

Évidemment, l'on peut désarticuler le poignet par un
procédé quelconque à lambeau ou à lambeaux arrondis,
mais, en dehors des deux méthodes, circulaire et elliptique, on ne peut espérer que des moignons médiocres et
l'on s'expose à en produire de mauvais.

Je ne puis ici que rappeler les qualités d'un bon moignon, qu'il dépend du chirurgien de réaliser. La cicatrice
doit être étroite et déprimée, ce qui ne s'obtient qu'avec
beaucoup de peau, curviligne ou rectiligne, peu importe,
mais éloignée des saillies osseuses (apophyses styloïdes)
et même, s'il se peut, des arêtes osseuses appelées bords
antérieur et postérieur de l'extrémité inférieure du ra-

dius. La méthode circulaire, bien employée avec sa cicatrice linéaire, courte, déprimée, transversale, cachée dans la concavité du radius, donne un moignon parfait. L'avant-bras a conservé ses mouvements de rotation et peut les communiquer à un appareil; au besoin il agit à nu pour repousser des corps inertes ou animés, et soulever des fardeaux par sa face palmaire ou son bord radial.

Description de la désarticulation du poignet par la méthode elliptique, avec le minimum de peau nécessaire.

Le membre à opérer est placé en supination dans les mains d'un aide qui rétracte la peau de l'avant-bras. Le chirurgien fixe lui-même la main malade que je supposerai la droite; la paume en est étalée pour faciliter l'incision. Après avoir déterminé la situation des articulations carpo-métacarpiennes du pouce et du petit doigt, l'opérateur applique le couteau au niveau de l'extrémité supérieure du métacarpien du pouce, perpendiculairement au bord externe de la main, attaque à la fois la peau du dos et celle de la paume, entre jusqu'aux os comme pour une incision circulaire, entame la racine de l'éminence thénar dans l'étendue d'un travers de doigt en tirant le couteau, puis se servant de la pointe, il taille dans le milieu de la paume un petit lambeau arrondi, long de 3 centimètres, large de 5 au plus à la base, et pour ce faire dirige l'incision vers la commissure du médius et de l'index, puis en dedans, puis en haut à un travers de doigt du bord cubital de la main. Arrivé sur la racine de l'éminence hypothénar, l'incision est portée en dedans au niveau de l'articulation carpo-métacarpienne du petit doigt, le couteau attaquant le bord interne de la main,

comme il a attaqué le bord externe, et mordant jusqué
sur la peau du dos de la main. Celle-ci est alors re-
tournée en pronation, et pour unir les deux extrémités
de l'incision palmaire, le couteau trace une courbe fortement concave en bas, ogivale, dont le sommet peut, doit
même dépasser le niveau de l'interligne articulaire. Cette
dernière incision n'est pas plutòt terminée qu'elle s'ar-
rondit singulièrement (voy. les tracés, fig. 1) et perd sa

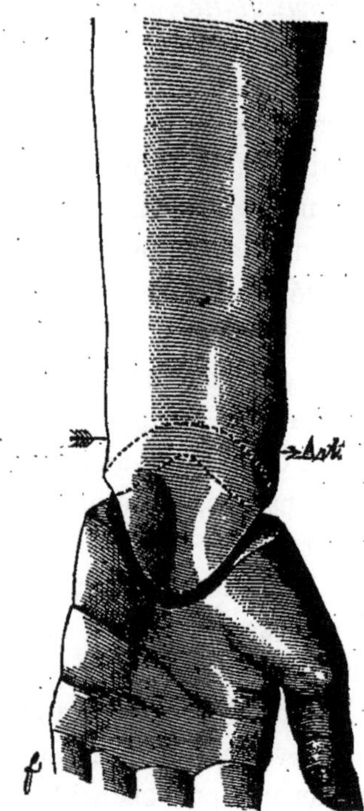

Fig. 1. — Elle représente la forme, la situation et les dimensions de la
la partie antérieure de l'incision dans la désarticulation du poignet par le procédé elliptique modifié. Deux lignes pointillées indiquent : l'inférieure, le trajet de l'incision dorsale, la supérieure, la situation du bord de la peau rétracté e
après l'incision. La flèche indique l'interligne articulaire.

forme pointue : la peau qui recouvre les apophyses styloïdes en arrière se rétracte beaucoup et découvre l'articulation (1). Pour ouvrir celle-ci, le chirurgien ayant
recherché les apophyses styloïdes, fléchit la main et promène le couteau sur le ligament postérieur en suivant la
direction de l'interligne. L'articulation étant ouverte, permet d'exagérer la flexion et de rendre accessible à la
pointe du couteau, les attaches carpiennes des ligaments
latéraux et du ligament annulaire ; les apophyses des os
du carpe sont soigneusement contournées, le pisiforme
surtout mérite de l'attention ; bientôt le couteau peut
être engagé à plein tranchant sur les tendons fléchisseurs.
On relève alors la main jusque-là tenue très-fléchie et
l'on fait sortir le couteau par l'incision palmaire en le
suivant de l'œil afin de ne pas mutiler le lambeau. De la
sorte, les tendons fléchisseurs sont coupés à 3 centimètres au-dessous des extrémités osseuses ; ils rentrent
dans leurs gaînes et les remplissent à peu près complète-
ment.

Le résultat immédiat est celui que donnerait la méthode elliptique pure si la peau se rétractait également.

(1) Pour m'assurer que ce que j'avais observé sur le cadavre se
reproduisait sur le vivant, j'ai fait une désarticulation du poignet
sur un bras qui venait d'être amputé au tiers supérieur pour une
blessure récente. J'ai vérifié ainsi sur le vivant, le degré de rétraction des téguments et des tendons.

A ce propos, je ne puis m'empêcher de conseiller aux jeunes
gens qui veulent se rendre bien compte de la force à employer
pour couper la peau et les muscles vivants, d'opérer sur des
membres fraîchement amputés. On apprend ainsi à modérer sa
main ; on sent les muscles se contracter sous le couteau ; on les
voit se rétracter plus ou moins, suivant qu'on est plus ou moins
loin de leur insertion supérieure, etc.

sur toute la périphérie du membre. Le lambeau rabattu s'unit par son extrémité libre avec la peau dorsale de l'avant-bras, au-dessus de l'extrémité inférieure du radius. Par ses bords, ce lambeau étroit qui se rétrécira encore, tire vers l'axe du membre, la peau qui recouvre les apophyses dont les sommets n'ont ainsi aucun rapport avec la cicatrice (voy. fig. 2).

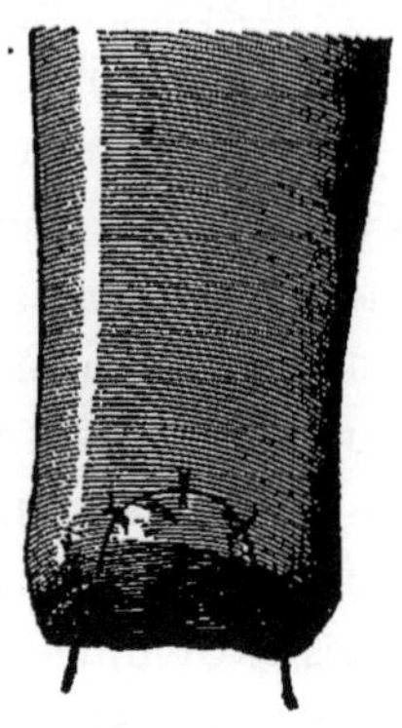

Fig. 2. — Elle représente le moignon que donne la méthode elliptique modifiée, après la désarticulation du poignet. Sur le bout, se voient à travers les angles de la plaie laissés ouverts, deux fils à ligature. Ces ouvertures sont, relativement à l'axe du membre, en dedans des apophyses styloïdes parfaitement recouvertes.

Il va de soi que le même procédé peut être aussi facilement employé, mais avec les mêmes précautions, en taillant le lambeau sur le dos de la main, lorsque la peau de la paume a été détruite. Dans le cas où le chirurgien aurait ses aises et ne voudrait pas de la méthode circulaire peu élégante et peu commode, il devrait préférer le lambeau palmaire bien nourri au mince lambeau dorsal.

CHAPITRE II.

DÉSARTICULATION DU COUDE.

La désarticulation du coude, qui paraît définitivement acceptée, est une opération difficile à pratiquer ; tous les procédés ont leurs inconvénients, tenant à diverses causes dont les deux principales sont : l'existence de la poche olécrânienne et la rétractilité considérable de la peau du bras en avant et sur les côtés, mais principalement en dehors, sur le vivant comme sur le cadavre. Cette rétractilité existe quand même on a fait la section sous-cutanée du biceps ; elle a donc sa raison d'être dans la peau elle-même, quoi qu'on en ait dit.

Si l'on conserve la poche olécrânienne, elle suppure presque fatalement (Salleron). Si pour la détruire on emploie le procédé à lambeau antérieur, taillé par transfixion avec section circulaire des téguments olécrâniens au niveau de l'article, on voit presque fatalement aussi les deux tubérosites humérales sortir par la plaie. Le lambeau antérieur est toujours trop épais, par conséquent trop rigide et toujours trop pauvre en téguments. Ces faits que j'ai tant de fois constatés sur le cadavre, qui ont été observés sur le vivant et dont j'ai lu plusieurs récits, m'ont engagé à modifier tous les procédés connus jusqu'à ce que j'en aie trouvé un qui me satisfasse ; le voici. Il est basé sur la mauvaise qualité de la peau olécrânienne, les inconvénients de sa conservation et la nécessité de recouvrir les tubérosités humérales ; il rentre dans le procédé elliptique et donne en définitive un lambeau antérieur préférable, il me semble, aux lambeaux latéraux.

Les deux points culminant et infime de l'incision doivent être nettement déterminés, et celui-ci marqué à l'encre. Le premier est le sommet de l'olécrâne, le second est situé sur la face antérieure des muscles épicondyliens, au moins à un travers d'avant-bras au-dessous de l'interligne articulaire déterminé à l'aide des tubérosités humérales ou de l'olécrâne.

Ainsi le point infime (I, fig. 3) de l'incision est en dehors de l'axe de l'avant-bras, et, par conséquent, le tracé de lambeau semble rejeté en dehors, mais après la section de la peau et son raccourcissement beaucoup plus considérable dans ce sens, le lambeau redressé, pour ainsi dire, devient directement antérieur (voy. fig. 3).

L'incision qui serait tout à fait elliptique si le membre était cylindrique, est faite à la peau jusqu'à l'aponévrose et réunit les deux points culminant et infime par le plus court chemin ; il n'y a pas à craindre beaucoup de faire un lambeau pointu. Cette incision, sur un avant-bras large de 9 centimètres, par exemple, passe sur le bord externe à 6 centimètres au-dessous de l'articulation, vient en avant au point infime, à 10 centimètres de l'article, remonte en dedans et, sur le bord interne, passe à 3 centimètres de l'interligne pour remonter au point de départ, le sommet de l'olécrâne.

La peau étant incisée et rétractée, on la pince entre le pouce et l'index gauche pendant que l'aide tire sur la peau du bras, et, l'avant-bras étant fléchi, on coupe les muscles par transfixion, prenant soin de n'en pas trop garder ni en épaisseur ni en longueur. Le lambeau est relevé, l'articulation ouverte en avant, l'avant-bras luxé et l'olécrâne dénudé le mieux possible. L'on n'a de cette façon que juste la quantité de parties molles nécessaire ;

mais les tubérosités articulaires humérales sont parfaitement recouvertes et la poche olécrânienne détruite; seu-

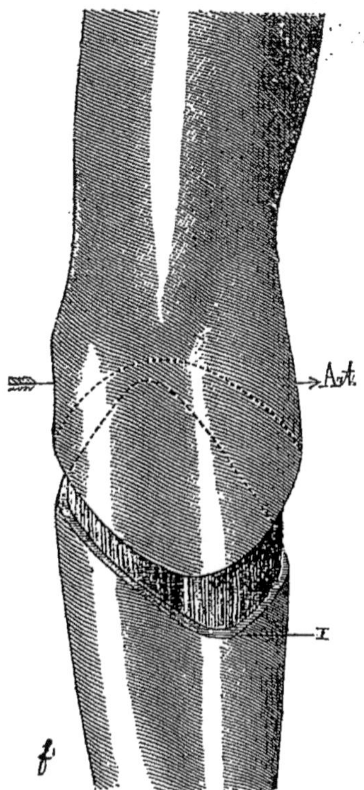

Fig. 3. — Elle représente l'iucision elliptique à lambeau antérieur, appli-
quée au coude. La flèche indique l'interligne, I le point infime de l'incision.
La peau du lambeau est déjà considérablement raccourcie avant l'incision des
muscles. Des lignes pointillées indiquent en arrière : l'inférieure le trajet de
l'incision ; la supérieure, la situation du bord de la peau rétractée après l'incision.

lement il faut que la peau de l'avant-bras soit saine dans
presque la moitié de son étendue ; c'est le cas du lambeau antérieur ordinaire qu'on peut faire assez long,
mais jamais assez large à la base.

Ai-je besoin de dire que je n'ai pas cherché autre chose
que déterminer pour le coude comme pour le poignet, le
minimum de parties molles à conserver pour avoir un bon
moignon avec lambeau antérieur, dans le cas où tout autre
procédé serait inapplicable ou volontairement rejeté.

CHAPITRE III.

AMPUTATION DE JAMBE AU-DESSOUS DU MILIEU.

L'amputation sus-malléolaire a d'abord été faite pour
sauver la vie des malades par des chirurgiens qui la re-
gardaient comme moins grave que l'amputation au lieu
dit autrefois d'élection et maintenant d'exclusion. Aujourd'hui, on la fait en outre pour conserver au malade
une jambe utile. Or, cette jambe ne peut être utilisée que
sous deux conditions : ou bien le malade sera assez riche
pour acheter un appareil dispendieux prenant son point
d'appui sous la rotule et aux environs, et assez voisin du
fabricant pour le faire réparer souvent; ou bien il pourra
par le bout de son moignon s'appuyer indirectement sur
le sol à l'aide d'une bottine garnie.

Pour le cas où le malade ne s'appuie pas sur le bout
de son moignon, tous les procédés sont applicables.
Mais, dans le cas contraire, la méthode à réunion latérale
seule me paraît bonne. Laborie a fait ainsi plusieurs amputations. J'ai vu un de ses opérés deux ans après sa guérison. J'ai moi-même activement coopéré à une amputation de jambe, et je dirai ce que j'ai cherché, ce que j'ai
obtenu, et ce que je ferais maintenant.

Pour obtenir la réunion latérale, il n'y a dans la région inférieure de la jambe qu'un côté du membre qui puisse donner le lambeau, c'est le côté postérieur. Je parle d'un lambeau vivace qui ne doive pas s'en aller avec la charpie du premier pansement.

Ce lambeau postérieur contient le tendon d'Achille, c'est dire qu'il se raccourcira de moitié, tant primitivement que consécutivement. C'est un point à ne pas oublier. Il faut donc tailler un lambeau qui ait en longueur deux fois le diamètre antéro-postérieur de la région amputée ; il faut de plus détruire la peau antérieure du membre jusqu'à 3 centimètres au-dessus de la section osseuse, afin d'avoir une cicatrice latérale qui reste latérale et ne devienne pas terminale par la suite.

L'opéré de Laborie que j'ai vu, marchait très-bien et s'appuyait très-bien sur son moignon qui cependant n'était pas dodu. C'est un mercier de Paris qui connaît les centimètres ; il m'a affirmé que sa cicatrice, d'abord très-élevée, s'était abaissée de deux centimètres en deux ans ; elle avait encore un centimètre à descendre pour arriver au bout du moignon, mais paraissait rester stationnaire. J'ai observé le même déplacement de la cicatrice sur l'opéré que j'ai personnellement soigné. C'est un fait connu et général ; je ne fais que le constater en passant, parce que j'en ai besoin. Car si la cicatrice doit être rejetée sur le côté pour que le malade marche bien, elle doit y être maintenue, et on ne peut l'y maintenir qu'à la condition de la placer très-haut et d'avoir un lambeau très-long.

On peut et on doit le tailler par la méthode elliptique très-oblique. On place le point culminant en avant, à 3 centimètres au-dessus de la section osseuse, et le point

infime en arrière à deux diamètres au-dessous du premier. Il y a deux précautions à prendre.

1° Commencer par faire l'incision antérieure, qui doit
être très-concave en bas, en ne coupant que le derme ;
disséquer ce derme de haut en bas, afin de laisser le tissu
cellulaire adhérent à l'aponévrose, protégeant par conséquent le tibia qui sans cela serait dénudé.

2° En terminant l'incision elliptique, tracer un lambeau
de peau large du haut en bas. Il est toujours trop étroit
pour envelopper les muscles qu'il faut garder en totalité
pour matelasser le moignon et qu'il vaut mieux disséquer
que couper par transfixion.

La section transversale des muscles antérieurs et des
os faite, le lambeau est réuni en avant ; on laisse sur les
côtés deux ouvertures : la peau y abonde et forme deux
saillies qu'on pourrait souhaiter moins considérables,
mais qui assurent la vitalité du lambeau, et qu'il faut bien
se garder de sacrifier (v. fig. 4).

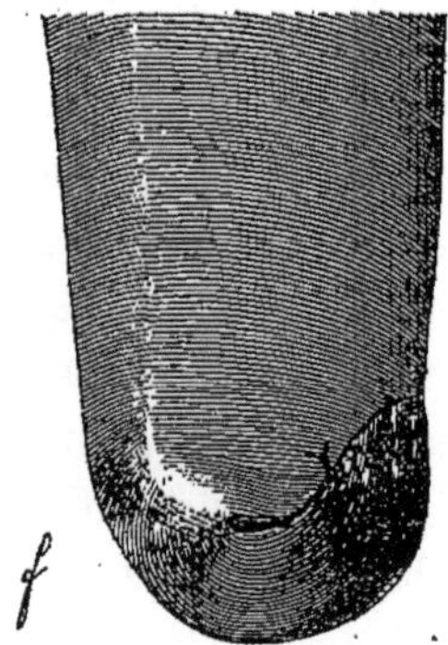

Fig. 4. — Elle représente le moignon après l'amputation sus-malléolaire
par la méthode elliptique. La cicatrice est située très-haut en avant. Elle
reste ouverte de chaque côté où la peau forme deux lèvres et une commissure arrondie très-saillantes.

On obtient par ce procédé de bons résultats ; il mérite à mon avis la préférence toutes les fois qu'on se propose de faire marcher le malade sur le bout de son membre.

Dans le cas qu'il m'a été donné d'observer, n'osant pas dénuder la partie antérieure de la jambe et n'ayant pas songé encore à disséquer le derme seul, j'ai essayé, à l'aide d'un petit lambeau antérieur très court, de donner au moignon la forme d'un pied d'éléphant, ou, si l'on veut, de créer une espèce d'avant pied en essayant de réunir par première intention les surfaces des lambeaux et non simplement leurs bords. Cette réunion a semblé vouloir se faire, mais le tendon d'Achille a renversé mon édifice en moins de trois mois, et aujourd'hui, si le malade marche, et il marche très-bien, c'est grâce à l'énorme lambeau postérieur qui recouvre les os et protége la cicatrice qui est venue sous le moignon, mais est restée linéaire et enfoncée. J'avais enlevé le nerf tibial postérieur et la plupart des tendons ; une partie de ceux qui restaient a été éliminée par la gangrène.

Je dois dire qu'exceptionnellement on a pu faire marcher sur leur moignon des malades amputés avec réunion médiane, notamment dans un cas où, avec deux lambeaux latéraux, la cicatrice antéro-postérieure correspondait à l'intervalle des deux os.

TROISIÈME PARTIE

ANNEXES.

CHAPITRE Ier.

CATHÉTÉRISME DE L'ŒSOPHAGE.

Pendant le temps que je passai à Bicêtre, dans le service du regrettable Marcé (1), j'eus bien souvent à pratiquer le cathétérisme œsophagien par la voie nasale (procédé perfectionné par Desault), afin de nourrir de malheureux aliénés. Cette opération n'est pas si simple qu'on le croirait; je vais essayer de signaler ses difficultés, ses dangers et enfin le moyen que j'employais pour en triompher.

Ce cathétérisme se fait à l'aide d'une longue sonde droite de gomme élastique que l'on pousse jusque dans l'estomac. On choisit la narine la plus large et l'on introduit la sonde qui va butter sur le pharynx et se recourbe en bas vers l'œsophage, si l'on pousse un peu fort. La sonde s'engage-t-elle bien, il est facile de la faire pénétrer jusqu'à l'estomac, c'est-à-dire très-profondément. Mais elle peut s'enfoncer dans le larynx, sans déterminer

(1) Marcé était agrégé de la Faculté; il étudiait scientifiquement les maladies mentales. Son ouvrage est un livre didactique excellent. Cet infortuné disparut si subitement et si tristement du monde médical qu'aucune voix ne s'éleva pour lui dire adieu. Je me fais un devoir de rendre à sa mémoire cette justice, qu'il fut dévoué, médecin à ses malades et maître à ses élèves.

de toux (malade habitué ou paralysé), ou bien, par les efforts de régurgitation, être rejetée dans la bouche et coupée par les dents du malade qui, bien entendu, s'oppose presque toujours à son alimentation dans la mesure de ses forces. La sonde, pour se recourber sur le pharynx, ramone la paroi postérieure de cette cavité, l'ulcère à la longue, la perfore ; un beau jour, on injecte du bouillon dans le tissu cellulaire retro-œsophagien.

Les aliénistes se sont toujours préoccupés de remédier à ces difficultés. Quelques chirurgiens, oubliant que les aliénés font tout ce qu'ils peuvent pour entraver le cathétérisme, ont conseillé de donner au malade certaines positions, par exemple, de renverser la tête en arrière pour que, sortant de la narine, la sonde s'engage facilement dans le conduit alimentaire. S'il était possible de placer le malade dans une position fixe, il faudrait non pas lui renverser simplement la tête, ce qui applique fortement le larynx sur la sixième vertèbre cervicale et le présente, pour ainsi dire, au bec de la sonde, mais bien porter d'abord la tête en avant pour effacer la convexité antérieure des vertèbres du cou et ensuite défléchir la tête, dans son articulation occipito-altoïdienne, par conséquent très-peu.

Mais le cas ordinaire qui se présente dans les asiles d'aliénés, est celui d'un malade emprisonné dans la camisole de force et qu'il faut faire tenir par des gardiens. Il est donc de toute nécessité d'opérer malgré lui, par conséquent sans son concours.

La sonde peut s'égarer en avant dans le larynx et dans la bouche, ou en arrière dans le tissu cellulaire périœsophagien.

Pour éviter les fausses directions antérieures, on se sert de sondes *élastiques*, peu flexibles, ou bien de sondes molles, munies d'un mandrin de baleine. On fait ainsi glisser la sonde sur la paroi postérieure du pharynx et de l'œsophage. Pour ne pas râcler trop fort cette paroi, surtout en haut, on se sert d'un mandrin recourbé, rigide, élastique ou articulé (Blanche) qui, arrivé à l'orifice postérieur des fosses nasales, dirige la sonde en bas. Ce mandrin peut alors être enlevé, mieux vaut peut-être *le fixer d'une main, et de l'autre faire glisser la sonde qui, obéissant à sa courbure, descend dans l'axe de l'œsophage.*

M. Baillarger se sert de deux mandrins à la fois, l'un droit, en baleine, l'autre courbé, en fil de fer. Il a raison, car, sans certaine précaution que je vais indiquer, la sonde, glissée sur l'unique mandrin recourbé, ne fait pas assez ressort et s'engage facilement dans le larynx ou dans la bouche.

Le mandrin, à grande courbure, gêne l'introduction de la sonde dans la narine. Je m'en suis bien souvent assuré; le cornet inférieur n'est pas loin du plancher des fosses nasales. Il n'y a généralement qu'une narine qui soit praticable.

Je me suis servi plusieurs mois sur le même malade, et je conseille de se servir d'un mandrin, dont le dernier centimètre soit coudé à angle droit arrondi, comme une tringle de rideau. Ce mandrin doit être terminé, à l'autre bout, par un anneau. Il peut être en baleine coudée à la bouge ou en fil de fer. Lorsqu'il est dans une sonde de calibre usuel, l'extrémité de celle-ci est courbée à 45°, un peu plus qu'une sonde de femme ordinaire, mais seulement dans la même étendue. Ainsi armé, le cathéter œsophagien est facilement introduit par la narine jusque sur la paroi du pharynx, le bec dirigé en bas. *La main gauche tient le mandrin par l'anneau et par un mouvement de torsion qu'elle lui imprime, dirige son bec vers la paroi latérale du pharynx homonyme de la narine traversée. La main droite pousse la sonde qui, par son élasticité, tend à se porter en arrière, et par la torsion du mandrin est éloignée de la ligne médiane, double raison pour qu'elle évite le larynx, et descende dans la gouttière latérale.*

Le cathéter introduit, on enlève tout à fait le mandrin. Ce procédé me semble devoir mettre relativement à l'abri et des fausses routes œsophagiennes et des fausses directions dans le larynx ou dans la bouche. C'est pourquoi je l'ai indiqué ici. La manière de glisser une sonde flexible sur le mandrin qui l'a amenée à mi-chemin du but, rend les plus grands services dans le cathétérisme uréthral. Pourquoi n'est-ce pas une pratique vulgaire ?

CHAPITRE II.

PETITE STATISTIQUE DES SUITES DE 42 FRACTURES PAR ARMES A FEU
TRAITÉES DE DIFFÉRENTES MANIÈRES.

A la suite des journées du 30 novembre et du 2 décembre 1870,
un grand nombre de blessés militaires passèrent sous mes yeux ;
je pus voir en quelques semaines traiter différemment plus de
quarante fractures compliquées par armes à feu (Hôp. Saint-
Antoine, service du d^r P. Horteloup). J'imprime ici les résultats
en catégorisant les cas de mon mieux, afin d'avoir une statistique qui puisse, ajoutée à d'autres pareilles, permettre des
conclusions rationnelles.

§ 1. — Voici d'abord les cas pour lesquels l'intervention
chirurgicale (résection ou amputation) a été repoussée. Je les
divise en trois catégories : *A*. Cas où la conservation s'imposait
d'elle-même, vu la légèreté de la blessure ; *B*. Cas où la conservation n'était qu'un pis aller, l'amputation étant impraticable,
soit à cause du siége de la blessure, soit à cause du nombre des
blessures, etc.; *C*. Cas où la conservation simple a été élue de
préférence à l'amputation ou à la résection.

A. Moscorte (Henri), 25 ans, blessé le 30 novembre 1870
par une balle qui fracture les extrémités supérieures des 2e et
3e *métacarpiens* gauches ; extraction immédiate ; plus tard, incisions multiples. Considéré comme *guéri* le 20 février 1871.

Je pourrais multiplier ces cas avec des résultats variables,
mais je veux seulement établir ici cette catégorie de blessures
légères des os, pour lesquelles on n'a jamais recours à l'amputation et qui ne peuvent servir à établir un parallèle entre les
deux modes de traitement rivaux : conservation et amputation.

Pour une raison également évidente, ne peuvent figurer dans
un tel parallèle, les cas où la conservation n'est qu'un pis aller,

l'amputation étant impraticable. Tels sont ceux de la série suivante.

B. Conservation forcée.

1. Gazolet, blessé le 2 décembre; fractures compliquées de la *jambe* droite, de la *jambe* gauche et du *bras* droit par deux balles. *Mort* le 15 décembre 1870.

2. X..., 29 ans, blessé le 30 novembre par une balle qui, de haut en bas, traverse l'acromion et file derrière l'épaule où elle reste, sans briser l'humérus. La désarticulation n'était pas praticable. *Mort* le 9 décembre 1870.

C. Conservation élue, l'intervention étant possible, mais les
désordres locaux étant ou paraissant modérés.

1. Ladeguillerie, 24 ans, entré le 2 décembre, balle à travers le milieu du *radius* seul cassé, débridement, *survit* le 1er janvier en excellent état, Évacué.

2. X. Saint-Christophe, dix-neuf ans, balle à travers les os de l'*avant-bras* près du poignet, conservé dans une ambulance, est venu finir à l'hôpital d'infection purulente. *Mort*.

3. Castaine, 21 ans, entré le 1er décembre; séton de l'*avant-bras* près du coude au devant des os, hémorrhagie grave le 8 décembre, amputation du bras gauche le 9. On reconnaît que l'apophyse coronoïde est cassée et l'articulation du coude ouverte, conservation par conséquent tentée par erreur, comme cela doit arriver souvent. Infection purulente. *Mort* le 26 décembre.

4. Roussel, 21 ans, entré le 2 décembre; balle à travers l'*avant-bras* droit près du coude, le col du radius est cassé; ouverture de l'articulation problématique, reconnue plus tard. 10 décembre, résection du coude, le gonflement étant très-considérable. *Mort* le 26 décembre.

5. Sellier, 27 ans, balle à travers le *bras* droit cassé à la partie moyenne, état local satisfaisant, débridements, extraction d'esquilles. Il *survit*, le 20 février, avec un état général satisfaisant, mais la guérison est encore loin. (23 février, menace d'infection purulente).

6. Hœnig, 25 ans, le 1er décembre, balle à travers le *bras* gauche, cassé au niveau des attaches du grand pectoral. Débridements, infection purulente. *Mort* le 19 décembre.

7. Bourdelon, 30 ans, blessé le 30 novembre; balle à travers le *bras*, cassé au niveau du col chirurgical. Débridements, infection purulente. *Mort* le 26 décembre.

8. Bonnin, 22 ans, entré le 1er décembre; balle à travers le *bras* droit, cassé au niveau du col chirurgical; article intact, inflammation considérable; le 3 décembre, résection de la tête humérale. Infection purulente. *Mort* le 25 décembre.

9. Lemeur, 26 ans, entré le 2 décembre; balle à travers le *bras* droit, fracturé obliquement. Débridements, enlèvement d'esquilles. *Mort* dans les premiers jours de janvier.

10. Boudiaise, 23 ans, entré le 4 décembre dans un service de médecine; balle à travers le *bras*, cassé au tiers moyen; nombreuses esquilles; arrivé en chirurgie le 11 décembre trop affaibli pour être amputé; débridements; enlévements d'esquilles. *Mort* le 17 décembre.

11. Hardy, 29 ans, entré le 2 décembre; balle à travers le *bras*, cassé au milieu. Désordres locaux peu considérables; débridements. *Mort* le 25 décembre.

12. Couadon, 25 ans, entré le 1er décembre; balle à travers l'*avant-pied*, premier et deuxième métatarsiens cassés; articulation du gros orteil ouverte, débridements. *Mort* le 18 décembre.

13. Dupeiron, 33 ans, entré le 1er décembre; balle en séton sur le dos du *pied*, le scaphoïde touché et ses articulations cunéennes ouvertes, débridements. *Mort* le 18 décembre.

14. Thomas, 20 ans, blessé le 30 novembre, traité dans une ambulance, puis entré à l'hôpital le 14 décembre; balle entrée vers la malléole externe, ressortie sous le *pied*, paraissant n'avoir brisé que le calcanéum; inflammation considérable, amputé au-dessous du milieu de la *jambe*. *Mort*.

15. Berleau, 21 ans, entré le 2 décembre; balle à travers la *jambe*, d'avant en arrière, *péroné* seul cassé. *Mort* le 26 décembre.

16. X..., jeune soldat, entré le 2 décembre, traité dans un autre service; balle à travers le *péroné*, seul cassé. *Survit* le 15 février en bon état.

17. Y...., jeune soldat blessé le 2 décembre, par une balle qui ne traverse que le *tibia* en le cassant. *Survit* le 15 février avec espoir de guérison.

18. Roscop, jeune et fort, entré le 2 décembre. Balle à travers les deux os de la *jambe* au tiers inférieur, inflammation considérable; amputation au lieu d'élection le 7. *Mort* le 15.

19. Langlois, 24 ans, entré le 1ᵉʳ décembre. Balle à travers la *cuisse* au-dessus du tiers moyen, débridements. *Mort* le 13 décembre.

20. F..., capitaine, 43 ans, entré le 2 décembre. Balle à travers le milieu de la *cuisse* fracturée, débridements. *Mort* le 17 décembre.

21. Cramois, 21 ans, entré le 2 décembre. Balle restée dans la *cuisse* fracturée au milieu, débridements. *Mort* vers le 25 décembre.

22. Renaud, 23 ans, blessé le 6 décembre. Balle à travers la *cuisse* fracturée au tiers inférieur, débridements. *Mort* le 1ᵉʳ janvier.

23. Fumoul, 32 ans, entré le 8 janvier. Balle à travers le mi-

lieu de la *cuisse* fracturée, occlusion ; elle cède, débridements. *Mort* le 18 janvier.

24. X..., garde national, 32 ans. Blessé le 19 janvier, balle à travers la *cuisse* fracturée au milieu. La direction du séton semble indiquer que la balle n'a fait que choquer l'os sans le traverser, par conséquent en le cassant sans le broyer, chevauchement de 1 décimètre. Ni occlusion, ni débridement, ni lavages.

Extension continue dans une gouttière, le malade *survit* en parfait état le 20 février.

Ces malades ont été pansés au moins une fois chaque jour, les plaies intérieurement lavées à l'eau alcoolisée, les débridements faits au besoin et les exquilles extraites, les membres placés dans des gouttières ; des toniques donnés, etc.

Voilà donc exclusivement dans la série C (conservation librement choisie), 24 fractures qui ont donné 19 morts, et donneront *peut-être* 5 guérisons. (Le malade 5 est en en danger.)

A quoi peut mener une statistique ainsi présentée en bloc ? à l'erreur. Analysons-la donc rapidement. Trois guérisons probables, 1, 16 et 17, appartiennent à des fractures d'un seul os sur un segment de membre qui en a deux. Un malade (5) semble devoir guérir d'une fracture du bras, et peut-être un dernier (24) d'une fracture de cuisse. (Le malade 5 est en danger, 23 févr.)

En résumé : fractures d'avant-bras d'un seul os, une guérison probable, des 2 os ; 1 mort. — Ouvertures de l'article du coude ; 2 morts. — Fractures du bras ; 7 morts, 1 survit en danger. — Fractures de l'avant-pied ; 2 morts. — Fracture du calcanéum ; 1 mort. — Fractures de jambe, d'un seul os ; 1 mort, 2 guérisons probables : des 2 os ; 1 mort ; — de cuisse ; 5 morts, 1 guérison possible.

Je connais en ville un blessé en voie de guérison d'une fracture incomplète du tibia seul, dont la crête a été écornée. A ce propos je ferai remarquer qu'on voit les malades qui guérissent de fracturés compliquées pendant six mois, un an et plus, que plusieurs médecins les visitent et que tout au contraire, ceux qui tournent mal disparaissent en général rapidement entre les mains de leur premier chirurgien qui les oublie bientôt avec la meilleure foi du monde. Au contraire, ceux qui guérissent figurent généralement sur toutes les statistiques des gens qui en ont entendu parler, pour la plus grande gloire de la chirurgie dite conservatrice, à laquelle, du reste, je ne suis pas en mesure de faire de procès.

Les partisans de celle-ci ne pourront pas dire que je n'ai pas été généreux à leur égard; j'ai éliminé les cas de conservation forcée (série *B*), qui doivent nécessairement donner des résultats plus que médiocres, et j'ai conservé des fractures du radius seul, du péroné seul, du tibia seul, pour lesquelles on n'a *généralement* pas recours à l'amputation et qui ne peuvent manquer de donner de favorables résultats. Je suis même allé chercher en dehors de mon service deux de ces cas de guérison probable (16 et 17). On pourra, je le sais, trouver des séries plus heureuses, et pour diverses causes.

§ 2. — *Fractures des membres traitées par l'amputation.*

Il y a ici deux catégories principales à établir; les amputations ont été faites primitivement, avant la fièvre traumatique ou secondairement. Ces opérations ont été quelquefois imposées par l'étendue de la lésion (cas défavorables), la conservation n'ayant aucune chance. Dans les cas les plus nombreux, l'opération a été pratiquée, la conservation ne pouvant être tentée dans de bonnes conditions.

A. *Amputations primitives.*

a. — Amputations primitives imposées, la conservation étant impossible.

1. Sponville, 35 ans, garde national, rapporte une bombe qui lui éclate dans les mains, et lui coupe les *deux avant-bras* le 3 janvier; on régularise les moignons le 4. *Mort* le 10.

2. Kirsch, 16 ans, blessé d'un éclat d'obus, qui lui touche le bras gauche, enlève large comme la main de peau devant la poitrine et brise le *bras droit* à moitié séparé de l'épaule. Amputation immédiate à lambeau externe. *Mort* en huit jours.

b. — Amputations primitives, l'état local semblant défavorable à la conservation.

1. Le colonel N..., 45 ans, blessé le 30 novembre, *avant-bras* traversé par une balle, deux os broyés. Amputation immédiate circulaire, phlegmon du moignon, incisions, conicité. *Mort* d'épuisement vers le 15 janvier.

2. Esnout, jeune soldat, blessé le 30 novembre. Amputation d'*avant-bras*, la fièvre commençant; pourriture d'hôpital, conicité. *Mort* dans un autre service.

3. Kœhler, 19 ans, saxon, blessé le 30 novembre; très-affaibli par l'hémorrhagie; amputation immédiate du *bras* droit très-haut, moignon conique, évacué d'abord en médecine, puis rue de Rivoli. A la fin de janvier, la plaie est large comme une pièce de 5 francs en argent, l'os saillant est couvert de fongosités, une petite fusée sous la peau se fait à la partie interne. Transporté dans un état satisfaisant au milieu des prisonniers prussiens, il est privé d'aliments réparateurs et meurt de faiblesse (de faim, dit un membre de l'internationale qui le visitait et m'apprit sa mort). *Mort* vers le 8 février.

4. Chamusot, 34 ans, blessé le 30 novembre, balle dans le *coude droit*, amputé le 2 décembre au matin, au milieu du *bras droit*, aucune réaction ni avant ni après. *Mort* le 17 sans frissons.

5. Legueré, 22 ans, blessé le 2 décembre. Amputation immédiate du *bras gauche;* au dixième jour, hémorrhagie abondante. Le 1er février, le moignon étant presque cicatrisé, érysipèle ambulant, angine couenneuse. Un petit séquestre est sorti le 3 fé-

vrier. La cicatrice s'est refermée malgré l'état général grave. *Guéri* le 20 février.

6. Arnaudet, 27 ans, blessé le 2 décembre, amputé immédiatement du *bras gauche*, évacué le 19 décembre en parfait état, mangeant et se levant (Ambulance, 12, rue de Lyon), complétement *guéri* le 1er février; je l'ai revu le 20 février dans la rue.

7. Priac, 24 ans, jeune soldat, blessé le 2 décembre, amputé immédiatement du *bras*, évacué en médecine, puis, le 19 décembre, à l'ambulance de la rue de Lyon, où il est *mort* d'infection purulente.

8. Quelvilec, 27 ans, entré le 2 décembre, balle à travers le *bras droit*, cassé au tiers inférieur, accidents inflammatoires déjà développés le lendemain 3, jour de l'opération. Infection purulente. *Mort* le 27 décembre.

9. Un malade d'un service de médecine, blessé le 2 décembre, amputé du *bras droit* le 3 décembre. *Mort* le 24 décembre.

10. Dutosia, 27 ans, blessé le 1er décembre. Désarticulation immédiate tarso-métatarsienne du *pied gauche*. Le 15 février tout à fait *guéri*.

11. Mouret, 28 ans, blessé le 30 décembre, amputé le 31 de la *jambe droite* (sus-malléolaire), infection purulente. *Mort* le 15 janvier.

12. Gateau, 20 ans, blessé le 30 novembre, amputé de *cuisse*, partie moyenne, le 3 décembre, avant la fièvre; infection putride. *Mort* en quinze jours.

13. Delfour, 21 ans, blessé le 2 décembre, amputé le 3 au milieu de la *cuisse* droite; infection purulente. *Mort* le 29 décembre.

B. *Amputations secondaires:*

a. — Amputations secondaires voulues, le chirurgien ayant attendu la fin de la fièvre ou sa période d'état pour amputer.

Aucun cas.

b. — Amputations secondaires après tentative de conservation, l'état local s'étant rapidement et considérablement aggravé.

1. Jeune soldat, blessé au bras, l'artère axillaire oblitérée naturellement à la suite, gangrène mi-partie sèche et humide, amputation de racine d'*avant-bras* dans des tissus malades, vingt jours après la blessure. *Mort* rapide.

2. Castaine, 21 ans, entré le 1er décembre, blessé le 30 novembre, séton de l'avant-bras, en avant des os près du coude, hémorrhagie grave, amputation du *bras gauche* le 10 décembre, infection purulente. *Mort* le 26 décembre.

3. Thomas, 20 ans, blessé le 30 novembre d'une balle au pied, tentative de conservation, amputé de *jambe* au-dessus du milieu le 16 décembre. *Mort* rapide.

4. Roscop, jeune et fort, entré le 2 décembre; tentative de conservation, amputé de *jambe* au lieu d'élection, le 7 décembre. *Mort* le 15.

Il a été fait trois résections secondaires au quatrième et au cinquième jour, genou, tête humérale, coude; les trois malades, Leyser, Roussel et Bonnin, sont morts. Ceux-ci figurent dans la statistique de conservation, celui-là n'y figure pas. Il avait une balle dans le genou, et l'on n'a jamais espéré le guérir par la conservation.

En résumé, j'ai vu et suivi 19 amputations, pansées à plat tous les jours à l'eau alcoolisée, sans aucune réunion. 4 amputations secondaires après échec de conservation ont donné 4 morts. Sur les 15 primitives, 2 faites d'urgence (une double), la conservation étant impossible, ont donné 2 morts. Sur les 13 autres, faites volontairement, les conditions étant mauvaises pour la conservation, il y a : 1 amputation de Lisfranc, 1 guérison, 1 amputation de jambe, 1 mort ; 2 amputations de cuisse, 2 morts ; 2 amputations d'avant-bras, 2 morts ; 7 amputations du bras, 5 morts, 2 guérisons.

Cette petite statistique est sincèrement faite dans le but d'apporter un grain de sable à la solution du problème plus que jamais posé : Étant donnée une fracture compliquée par arme à feu, la conservation et l'amputation étant praticables, doit-on, *en général*, préférer l'un ou l'autre de ces deux modes de traitement ? J'ai rapporté des observations fort écourtées, il est vrai, mais je n'ai pas voulu les imprimer en tableaux. Ceux-ci tyrannisent véritablement le jugement du lecteur qui ne regarde que les totaux, et néglige toujours d'étudier chacun de leurs éléments en particulier. Je me garderai bien de rechercher des conclusions générales en additionnant des choses dissemblables, car on ne peut assimiler les différentes fractures du bras aux différentes fractures de cuisse, les amputations primitives aux amputations secondaires, etc. Et si, dans une balance, je mettais, d'un côté, les résultats généraux de la conservation, de l'autre, ceux de l'amputation, je grossirais le nombre des médecins qui compromettent la statistique et déroutent la science.

A. Parent, imprimeur de la Faculté de Médecine, rue Mr-le-Prince, 31.

www.ingramcontent.com/pod-product-compliance
Ingram Content Group UK Ltd.
Pitfield, Milton Keynes, MK11 3LW, UK
UKHW020953120726
13693UKWH00004B/1677